EXTRAIT
DE
l'*Union Médicale du Nord-Est*
du 30 Septembre 1900

Dr H. HENROT
Directeur de l'Ecole de Médecine

Voyage d'Études Médicales

REIMS
IMPRIMERIE ET LITHOGRAPHIE MATOT-BRAINE
Henri MATOT (A), Fils et Succ[r]
6, Rue du Cadran-Saint-Pierre, 6

1900

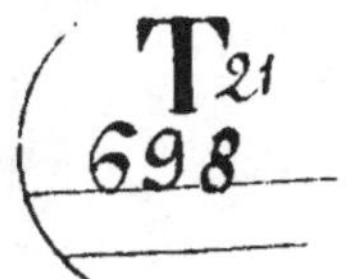

EXTRAIT
DE
l'*Union Médicale du Nord-Est*
du 30 Septembre 1900

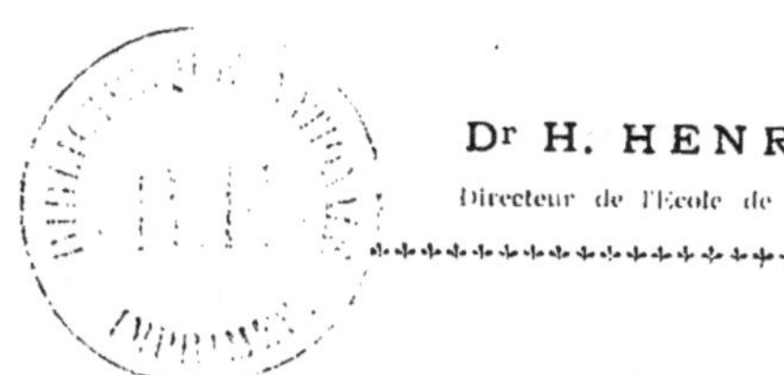

Dr H. HENROT
Directeur de l'École de Médecine

Voyage d'Études Médicales

REIMS
IMPRIMERIE ET LITHOGRAPHIE MATOT-BRAINE
Henri MATOT (A ✿), Fils et Succr
6, Rue du Cadran-Saint-Pierre, 6

1900

VOYAGE D'ÉTUDES MÉDICALES

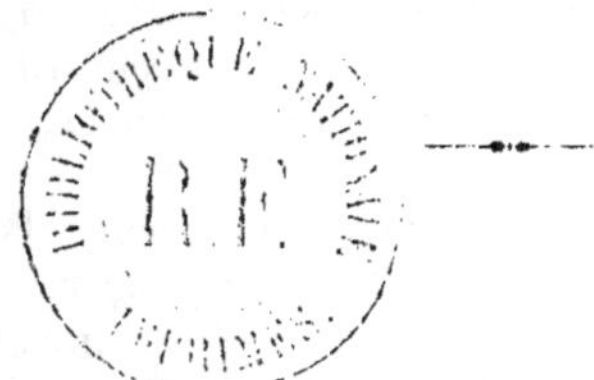

MES CHERS COLLÈGUES, (1)

Je voudrais profiter de notre séance de rentrée pour vous entretenir d'une œuvre nouvelle qui a pour nous un double intérêt, un intérêt général et patriotique, et un intérêt particulier pour vous tous et pour notre Ecole; il s'agit des voyages d'études médicales organisés depuis deux ans par le Dr Carron de La Carrière sous le haut patronage et la direction scientifique de notre ancien élève, aujourd'hui notre maitre à tous, M. le professeur Louis Landouzy.

L'idée maitresse qui a inspiré les organisateurs, est de chercher à mettre en valeur les richesses considérables que possède la France en eaux minérales et en stations climatériques ; depuis quelques années, c'est une préoccupation constante pour un grand nombre de nos collègues de lutter contre l'engouement qui a pris certains médecins français séduits par des installations confortables, quelques-unes même luxueuses, d'envoyer leurs malades à l'étranger. Connaissant très imparfaitement nos ressources nationales, ces confrères se laissaient trop facilement aller à négliger nos stations ; était-ce une affaire de mode, car la mode se met partout ? Etait-ce une séduction spéciale pour tout ce qui est exotique? Était-ce peut-être un peu d'ignorance de nos propres richesses ? Nous ne le savons, mais le danger était réel ; aussi nos savants maitres les docteurs Brouardel, Cornil, Lannelongue, Huchard, Proust, M. Monod, directeur de l'Assistance publique et d'autres, ont-ils accepté avec empressement de donner leur haute protection à ces voyages, estimant que c'était un devoir pour ceux qui étaient à la tête du mouve-

(1) Communication faite à la Société Médicale, séance du 17 octobre 1900.

ment scientifique de notre pays de défendre de si précieuses richesses.

C'est ce côté qui nous a séduit et qui, tout de suite, nous a fait donner notre adhésion à ces voyages, qui nous donnaient en même temps, le plaisir de retrouver notre collègue et ami le professeur Landouzy.

L'idée secondaire de la part de l'éminent professeur de thérapeutique de la Faculté de Paris, était de compléter une éducation médicale souvent très-imparfaitement ébauchée dans l'enseignement officiel ; ce second point a aussi son importance : le futur médecin, d'après les nouveaux programmes, est obligé de faire des travaux pratiques d'anatomie, de physiologie, d'histologie, d'anatomie pathologique, d'hygiène, de chimie, de physique, d'histoire naturelle, etc., et le plus souvent, il ne connait que la classification générale des eaux minérales qui, cependant, bien administrées dans le traitement des maladies chroniques, peuvent exercer la plus heureuse influence et déterminer quelquefois des cures presque miraculeuses.

L'année dernière, nous avions visité les stations de l'Auvergne et du Centre de la France : Néris, La Bourbourle, le Mont-Dore, Saint-Nectaire, Royat, Bourbon-l'Archambault, Bourbon-Lancy, Durtol (sanatorium), Châtel-Guyon, Vichy, Saint-Honoré et Pougues; cette année, nous dirigions nos études dans le sud-ouest : Luchon, Capvern, Bagnères-de-Bigorre, Argelès, Barèges, Saint-Sauveur, Cauterêts, Pau, Saint-Christau, Eaux-Bonnes, Eaux-Chaudes, Salies-de-Béarn, Biarritz, Briscons, Cambo. Hendaye (sanatorium), Dax, Barbotan et Arcachon.

On voit par cette énumération, qu'excepté les eaux purgatives, on trouve des eaux sulfurées sodiques, sulfatées calciques, alcalines, arsénicales, ferrugineuses, salées, magnésiennes, cupriques, etc. Il n'entre pas dans notre pensée de faire une description, même sommaire, de toutes ces stations avec leurs indications et leurs contre-indications thérapeutiques ; les savantes leçons du professeur Landouzy ont été recueillies et feront l'objet d'une publication spéciale ; nous nous contenterons de traduire nos impressions avec le désir, mes chers collègues, de vous convaincre et de vous entrainer les années prochaines aux voyages qui se feront dans l'Est, dans le Dauphiné et dans le Midi.

D'une façon générale nous pouvons dire que nous possédons beaucoup de très-beaux et même de grandioses établissements ; il est impossible de concevoir une installation meilleure et plus somptueuse que celle du Mont-Dore ; nous avons admiré les plans du nouvel établissement de Vichy ; il en est d'autres comme Luchon, Cauterêts qui sont placés dans des sites d'une incomparable beauté ; d'autres plus modestes dont la célébrité des eaux est établie depuis des siècles et dont l'efficacité est si grande qu'on ne les utilise qu'en boisson par quarts ou demi verres, comme Eaux-Bonnes. Nous pourrions aussi citer quelques établissements, et ceux-là sont peu nombreux qui devraient s'imposer de suivre les excellents conseils que leur a donnés le professeur Landouzy pour réaliser des améliorations urgentes.

Notre sol est aussi riche en eaux thermales qu'il l'est en vignobles ; la France a l'immense avantage de posséder les meilleurs vins et les meilleures eaux ; elle est à ce double point de vue, un pays doublement privilégié, on peut dire que nulle part au monde elle n'a de rivale. C'est un devoir patriotique pour nous, thérapeutes et Champenois, de soutenir de toutes nos forces les uns et les autres, vis-à-vis de la concurrence étrangère. Il nous faut cordialement remercier MM. Landouzy et Carron de La Carrière, non seulement d'avoir posé la question sur ce terrain, mais aussi d'avoir su attirer dans leurs caravanes un grand nombre de docteurs étrangers de nations amies ; tous, avant de se séparer de nous, ont exprimé avec une éloquence sincère et une profonde émotion communicative, leurs sentiments de bonne amitié pour notre pays, et de profonde reconnaissance pour les organisateurs de ce voyage ; c'est surtout la Suède, la Norvège, le Danemark, la Hollande, la Belgique, la Roumanie et le Brésil qui avaient envoyé le plus de représentants.

Le succès de ces deux excursions a été complet, il a dépassé les espérances des organisateurs : les municipalités avaient organisé des réceptions dont quelques-unes étaient tout à fait princières ; les confrères des stations se sont multipliés pour nous faire visiter en détail leurs établissements, tous y ont apporté une grâce charmante ; ils ont exprimé les sentiments les plus cordiaux dans les termes les plus aimables ; un seul, très gascon, a poussé son amour pour la Reine des Pyrénées un peu trop loin, en nous conseillant de remplacer le Champagne par son eau, excellente pour les victimes de Bacchus et de Vénus et autres dégénérés, mais nauséeuse pour ceux qui, comme nous, étaient sains de corps et d'esprit. Nos collègues ont, du reste, protesté contre cette sortie malencontreuse en appréciant chaque jour davantage notre vin si plein de gaîté.

Voici, du reste, d'une façon générale, à peu près l'emploi du temps. De 8 heures à 11 heures, visite des établissements (griffons, bains, humages, pulvérisations, douches, etc.), par groupes, sous la conduite des médecins des stations ; à 11 heures, conférence ; ces conférences avaient généralement lieu dans le théâtre, ou dans la salle des fêtes du Casino.

En même temps qu'une science profonde, M. le professeur Landouzy, dont on connaît le style imagé et personnel, y mettait une verve, un entrain, un humour incomparables ; tous les jours, il a pu parler pendant plus d'une heure, sans éprouver la moindre fatigue. Après avoir résumé les visites que nous venions de faire, les explications que nous venions d'entendre, il présentait avec une grande maëstria une magnifique synthèse des eaux avec leurs indications et leurs contre indications thérapeutiques.

Les après-midi étaient consacrés à des promenades, et le plus souvent aux voyages superbes dans ce pays de montagnes, pour aller d'une station à une autre. Le passage du col d'Aspin, la vallée de Campon, le cirque de Gavarnie, notre petite poussée en Espagne jusqu'à Fontarabie, nous ont laissé les meilleurs souvenirs.

Nous renonçons à décrire le splendide pays que nous avons parcouru tantôt dans un train spécial qui est resté pendant quinze jours attaché à la caravane nous permettant, sans perte de temps des incursions de tous les côtés; tantôt dans ces voitures vivement menées par des chevaux basques qui, certains jours, ont fait près de 80 kilomètres. Il nous faut aussi laisser de côté le récit des réceptions par les Municipalités et le corps médical, les feux d'artifices, les retraites aux flambeaux, les jeux de pelotes, les courses de taureaux et les exercices si pittoresques des guides à cheval.

En dehors des conférences du professeur Landouzy, nous avons entendu à Salies de Béarn et à Cambo, de savantes leçons des professeurs Reclus et Grancher, et d'aimables causeries des professeurs Beclère et Gaucher.

Nous n'avons pas l'intention de présenter un résumé des vingt-cinq ou trente conférences que nous avons entendues. Le Dr Carron de la Carrière se charge chaque année de ce soin.

A côté des stations thermales, nous avons visité un certain nombre de sanatoriums et de stations climatologiques ; il nous a été permis d'apprécier des sanatoriums pour tuberculeux comme à Durtol et à Trespoey où les malades sont groupés dans des hôtels plus ou moins vastes et des stations climatériques, que M. le professeur Landouzy appelle le home sanatorium où le traitement se fait dans des villas isolées, affectées à chaque famille.

Nous avons pu visiter Cambo, situé au milieu d'un panorama idéal, avec ses installations confortables spécialement réservées aux classes aisées.

Dans ces établissements climatériques, ce qui est indispensable, c'est la pureté de l'air, l'altitude, l'orientation, la luminosité, selon l'expression pittoresque du professeur Grancher ; il n'est pas nécessaire pour cela d'avoir de vastes établissements comme à Davos et à Leysïn ; une surveillance médicale constante, un régime sévère, la suralimentation peuvent tout aussi bien s'y trouver ; il faut réserver pour les familles peu fortunées le sanatorium proprement dit.

Nous avons été aussi très frappés des efforts considérables qui ont été tentés partout pour l'isolement des contagieux, et la désinfection des literies et des appartements.

A Pau, le service d'isolement, sous l'heureuse influence d'un maire médecin, le Dr Faisans, possède un véritable petit hôpital parfaitement compris, avec un personnel spécial et un isolement individuel absolu ; il y est annexé un laboratoire de bactériologie. De tous côtés, à Pau, à Arcachon, dans la plupart des villes, on trouve des étuves à désinfection ; dans certaines villes, il y a un registre sur lequel sont inscrits le numéro des chambres désinfectées ; avant de s'y installer, les malades peuvent avoir l'assurance certaine que la désinfection a été parfaitement faite sous le contrôle de la municipalité. M. le professeur Landouzy qui, réclamait que chaque chambre désinfectée fût fermée par un cachet plombé, posé par la municipalité, a appuyé avec beaucoup de force sur ces conditions nouvelles. La plupart de nos stations hygiéniques fréquentées par des tuberculeux, ont été injustement mises à l'index. Il y a maintenant moins de chances, a-t-il dit, de contracter des germes pathogènes dans ces stations que partout ailleurs, parce qu'on est sûr que la désinfection y a été complète.

Ce simple aperçu, mes chers collègues, vous permettra de juger de l'utilité de ces voyages d'études, tant au point de vue de notre instruction personnelle qu'au point de vue patriotique. Ajoutons que, grâce à l'agence des voyages pratiques, tout est admirablement organisé et tous les ennuis de ces déplacements journaliers disparaissent complètement.

Notre excursion a été rendue plus agréable encore par la présence de femmes et de filles d'un certain nombre de confrères français et étrangers qui ont apporté à la caravane beaucoup de charme et de gaieté.

Nous ne saurions terminer cette communication sans remercier encore notre dévoué organisateur Caron de la Carrière, et l'éminent professeur dont l'esprit et la verve inlassable ont donné un si grand intérêt scientifique à ce voyage. Aussi ne puis-je que vous engager, mes chers collègues, à vous joindre à nous l'année prochaine pour visiter les eaux du Dauphiné.

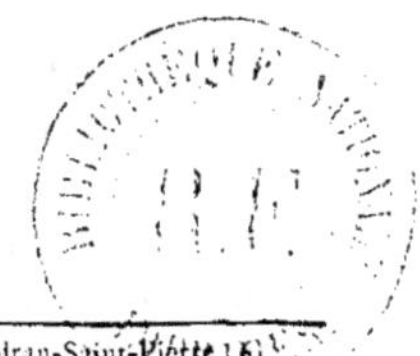

51363 Reims. — Imprimerie MATOT-BRAINE, rue du Cadran-Saint-Pierre, 18.

www.ingramcontent.com/pod-product-compliance
Lightning Source LLC
LaVergne TN
LVHW050521160826
845677LV00004B/1252

9782329618869